# DE LA GOUTTE

ET

## DE SA GUÉRISON

Lille. Imprimerie Mme Bayart, place de Rihour, 11.

# APERÇUS SUR LA MÉDECINE

## MODERNE ET PROGRESSIVE

# DE LA GOUTTE

### ET

### DE SA GUÉRISON

PAR

## LE DOCTEUR V.-P. FAURE

DOCTEUR EN MÉDECINE DE LA FACULTÉ DE PARIS

PHARMACIEN DE 1ʳᵉ CLASSE

MEMBRE DE LA SOCIÉTÉ BOTANIQUE DE FRANCE.

PARIS

CHEZ L'AUTEUR, RUE D'ENGHIEN 26.

— 1868 —

En venant contribuer, pour ma modeste part, aux progrès de la science contemporaine, je n'ai pas la prétention, dans ces quelques pages, d'écrire un ouvrage didactique sur l'objet et le but de mes études et de mes travaux, c'est à dire *sur l'alliance de la médecine avec la chimie et la physique modernes,* appliquées au *traitement et à la guérison des maladies,* et sur les ressources physiologiques résultant de leurs diverses combinaisons ; mais seulement de mettre à la portée de tous, gens de science et hommes du monde, des aperçus nouveaux et des faits assez saillants pour rendre évidentes des vérités indiquées par la science et confirmées par l'expérience.

Le résultat de mes recherches et de mes études est d'autant plus important, qu'il s'adresse à des maladies très communes et contre lesquelles les efforts de la science sont restés jusqu'ici, le plus souvent infructueux.

L'énumération de quelques-unes de ces affections prouvera la justesse de mon appréciation.

Ainsi : la goutte, le rhumatisme goutteux, les rhumatismes, les engorgements des tissus en général, les engorgements lymphatiques froids, les tumeurs blanches, les scrofules, la phthisie, etc.

Telles seront les maladies sur lesquelles le résultat de nos recherches et de notre expérience apportera quelques lumières.

Si mon champ d'observation est très étendu, les limites du travail que je me suis imposé devront être restreintes, car il faut que je me mette à la portée de tous. Je suis donc obligé de ne donner qu'une faible partie des développements qu'elles comportent, et surtout je m'efforcerai d'être méthodique et clair.

Avant donc d'entrer au cœur de la question, j'indiquerai par l'étude de quelles maladies je commencerai la série de mes publications :

*La Goutte, le Rhumatisme goutteux, les Rhumatismes.*

J'étudierai donc successivement ces trois affections séparément, bien qu'elles se rattachent intimement par la nature des lésions physiologiques et pathologiques qui les constituent, ou par leur traitement, à celles qui les suivent dans l'énumération que j'en ai fait ; et je le ferai dans l'ordre indiqué, parce que, à mon avis, ces trois maladies forment un groupe naturel et nosologique, et qu'il sera bien plus facile de les étudier et les comparer ensemble.

J'ajouterai que la goutte, avec ses symptômes caractérisés et les nombreux sujets qui en souffrent, étant un objet d'étude et d'observation très important, c'est par elle que je commencerai.

Faut-il en conclure que tout ce que je dirai sur des matières si importantes soit nouveau ? Je ne le crois point. Il y a fort longtemps que l'on a dit : *Nihil sub sole novum*.

Je n'ai donc pas la prétention, d'affirmer la nouveauté absolue des vérités physiologiques, que je démontrerai dans le courant de ce travail, mais bien, d'appliquer les découvertes physiques et chimiques modernes aux lois physiologiques, et de faire servir ces sources fécondes de progrès, à l'étude, au traitement et à la guérison d'une foule de maladies ignorées ou négligées.

Presque de tout temps, il est vrai, des chercheurs ont étudié ces questions. En feuilletant l'ouvrage d'un savant auteur du dix-huitième siècle, *Lemery*, j'y trouve que, sans vouloir faire remonter l'origine de la science qui est l'objet de sa prédilection *(la chimie médicale)* jusqu'au commencement du monde, il reconnaît que le nombre est déjà bien grand de ceux qui, avant lui, ont travaillé au développement de la science en général, et du progrès médical par la chimie en particulier. Car si on ouvre le dictionnaire du célèbre médecin chimiste de 1756, on y trouve cette allégation que, dès l'année 1653, Pierre Borel, savant bibliographe de cette époque, publiait un catalogue de quatre mille auteurs ayant écrit avant lui sur la chimie (que j'appellerai médicale); alors cette dernière, qu'on appelait *chimidtrie,* était, avec la recherche de la pierre philosophale, le seul but des études analytiques ou synthétiques des corps de la nature ; la chimie industrielle ne faisant pas prévoir encore l'essor prodigieux qu'elle devait prendre plus tard.

Si, pendant la période d'années qui nous sépare de cette époque, des révolutions doctrinales se sont faites dans les études médicales ; si, à l'absolutisme de l'école dite physiologique, on peut attribuer l'oubli systématique dans lequel les médecins ont laissé les ressources immenses que la physique et la chimie mettaient à leur disposition ; toujours est-il qu'à une époque plus récente, une sorte de renaissance est survenue, et qu'aujourd'hui, les grandes découvertes vraiment physiologiques des Fourcroy, Thénard, Dumas, Becquerel, Claude Bernard, Robin, Charcot et autres savants, nous permettent de féconder, en les appliquant au traitement et à la guérison des maladies, les découvertes modernes des sciences physiques et chimiques.

De l'ensemble de ces études spéciales et de ces applications particulières, que nous grouperons, dans notre ouvrage, sous le titre d'*Aperçus sur la Médecine moderne et progressive,* nous tirerons plus tard toutes les conclusions utiles, aidé par les études et les recherches de nos savants confrères et prédécesseurs ; nous déduirons de ces découvertes et de nos travaux personnels quelques lois physiologiques jusqu'ici négligées et ignorées, qui aideront certainement à l'amélioration de la santé publique et de la race humaine.

Mais si nous demandons à nos lecteurs indulgence pour nos efforts, nous nous enorgueillissons de notre intention, qui est d'être utile à tous ; car ce sera le plus grand honneur de notre siècle et des gouvernements de notre époque, que cette sollicitude de la société contemporaine pour le perfectionnement du bien-être individuel et social. Les recherches incessantes des individus et des Sociétés savantes, aidés, du reste, par tous les gouvernements actuels de l'Europe, n'auront pas peu contribué aux progrès, sinon les plus brillants, du moins les plus utiles de notre siècle ; ceux qui, par les découvertes des sciences médicales et de l'hygiène, ont considérablement amélioré l'état sanitaire des individus et des peuples, et par cela même jeté les bases du véritable progrès social.

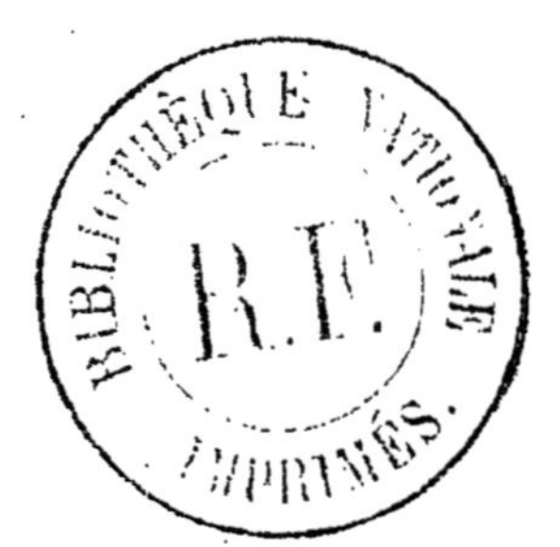

# DE LA GOUTTE & DE SA GUÉRISON

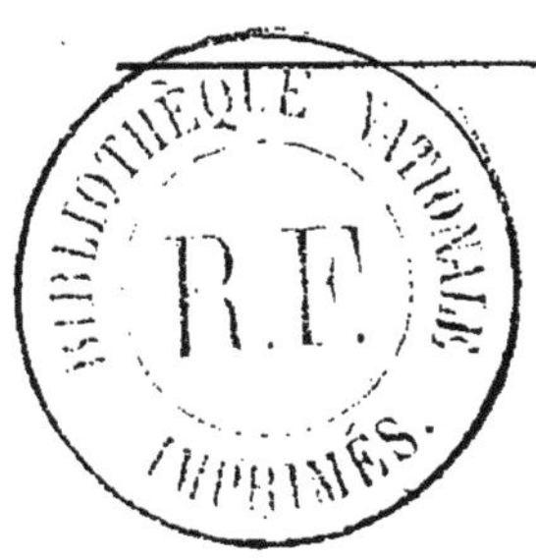


## CHAPITRE I<sup>er</sup>

### SYMPTOMES ET CARACTÈRES DE LA GOUTTE.

Les souffrances auxquelles les goutteux sont en proie, les phénomènes qui accompagnent les manifestations de cette maladie, n'auraient pas besoin d'être détaillés, tellement ils sont connus de tous, si nous ne nous étions fait un devoir de ne rien négliger, afin d'être clair et précis dans nos démonstrations, au risque d'être prolixe.

Le savant médecin Sydenham, qui était goutteux lui-même, et par conséquent plus à même que tout autre de définir les symptômes et les caractères de cette maladie, s'exprimait ainsi :

« Un individu se met bien portant au lit ; le lende-
» main, il se trouve pris par tous les membres ; il s'est
» réveillé subitement, avec une douleur et une tension
» considérable, soit du genou, soit du coude-pied, soit
» simplement de l'orteil : il est atteint de la goutte. »

La définition est simple, le diagnostic précis. Ajou-tons-y quelques détails.

Fréquemment, le malade éprouve un léger frisson et se plaint d'avoir la bouche épaisse. Mais le symptôme dominant est toujours une sensation de douleur grava-tive et de brûlure qu'il ressent dans telle ou telle région.

Comme, dans la majeure partie des cas, c'est aux ex-trémités inférieures qu'il est atteint, il est dans l'impos-sibilité absolue de marcher, il lui semble être rivé à son lit par un poids énorme ; tout choc, tout froissement, même celui des draps de lit, est très douloureux.

Quelques heures plus tard, l'articulation endolorie revêt une teinte rouge sombre, et les douleurs augmen-tent ; tous les tissus environnants s'épaississent et le doigt qui les presse y laisse une trace blafarde.

Cette situation a une durée variable de un jour à deux ou trois mois. Les accidents qui sont survenus rapide-ment sont parfois très longtemps à disparaître ; parfois ils suivent toutes les articulations, souvent ils les atta-quent toutes à la fois. Quelquefois encore, ils abandon-nent provisoirement une articulation pour y revenir quelques jours plus tard. Dans quelques circonstances, les organes splanchniques, les intestins, le diaphragme, la tête, sont atteints. On cite des cas où les yeux eux-mêmes ont été atteints de douleurs goutteuses caractérisées. Mais quel que soit l'organe affecté, un fait général se produit, c'est la lenteur de la disparition complète des deux principaux symptômes : la douleur et l'épaississement des tissus.

Parfois, les accidents d'acuité, de fièvre, apparaissent à peine ; mais si la fièvre n'existe pas, tous les autres symptômes se développent à peu près de la même façon, alors avec une forme asthénique plus lente, mais tout aussi douloureuse. Une fois la première atteinte de goutte survenue, les crises, ou, comme on dit, les attaques de goutte se renouvellent à des intervalles plus ou moins rapprochés, avec plus ou moins d'intensité, mais avec une persistance désespérante pour le malade et pour les médecins. Chez tels malades, ils seront précédés de signes précurseurs, tels que : inappétence, lourdeur de tête, etc. ; chez d'autres, ils arriveront brusquement, sans prodromes. Chez tous, l'affection locale sera accompagnée d'accidents morbides généraux, parmi lesquels l'état de l'estomac est significatif : le dégoût de boissons, l'inappétence, les hoquets ne manqueront jamais de prouver combien l'estomac prend part à l'altération générale du système.

En laissant de côté, pour un moment, l'examen des altérations et des lésions consécutives, qui surviendront

dans les tissus affectés, faisons observer, comme conséquence inévitable, que ces crises répétées font du malade une proie qui ne leur échappera plus.

Aussi, le goutteux ayant conscience de sa situation
se démoralisera rapidement; s'il est riche, il est déses-
péré de n'entrevoir, malgré les plus grands sacrifices,
que l'aggravation successive et inévitable de son mal;
s'il est pauvre, la perspective des souffrances, de la misère, et surtout la certitude d'une impossibilité de travail immédiate, compléteront le marasme, qui ne peut
manquer de l'atteindre au physique et au moral.

Mais le tableau de ces misères, lors de la période
moyenne de la goutte, est peu de chose; si on le com-
pare à la peinture complète des accidents qui la termi-
neront infailliblement. En effet, après un certain nombre de crises de goutte, les articulations resteront
déformées, presque ankylosées, toujours gonflées et
épaissies, des nodosités se formeront sur les parties
saillantes ; des érosions, des ulcérations laissant échapper, soit des cristaux d'urate de soude, soit une espèce
de matière pulvérulente calcaire, s'ouvriront en beaucoup
d'endroits. L'organisme entier étant atteint extérieurement et intérieurement, autant le malade sera lourd,
somnolent, impotent au physique, autant il deviendra
d'un caractère exigeant et acariâtre. Or, comme selon
les probabilités, il sera soigné d'après les vieux erre-
ments et soumis aux inconvénients des potions dites
calmantes dont on abreuve ordinairement les malades

(les médications de colchique, etc., etc.), l'estomac déjà compromis par la maladie ne tardera pas à être complètement délabré et perdu, sous l'influence de ces remèdes intempestifs. Et c'est là un des moindres inconvénients des préparations d'opium et surtout du colchique, qui agit certainement comme un poison végétal énergique, dans la plupart des cas.

Ce sombre tableau ne serait pas complet, si nous n'insistions pas sur les accidents fâcheux que certains traitements ajoutent à cette triste maladie. C'est déjà bien assez que les crises, les douleurs locales prolongées, et plus tard les dégénérescences, tophacées ou autres, des tissus, viennent dénaturer l'organisation entière ; que le délabrement de l'estomac et du système nerveux vienne compromettre dans son essence le principe vital, sans que l'usage et l'abus des narcotiques, du colchique et autres substances médicamenteuses, nuisibles, malgré leurs appellations pompeuses, soient introduites dans l'économie à son grand préjudice.

Du reste, il ne pouvait point en être autrement, tant que l'étude approfondie, physiologique et pathologique, des tissus et des liquides de l'économie, n'avait pas encore dit le dernier mot, et en précisant les causes de la maladie, indiqué les moyens certains de la guérir.

Aujourd'hui, cette désastreuse maladie, sur laquelle des siècles ont passé, sans lui apporter le moindre soulagement, est devenue, grâce à l'investigation scientifique, guérissable ; ajoutons qu'on peut même la prévenir.

Quelque soit la gravité, l'intensité des crises, que le goutteux soit au début de la maladie, ou même que le développement de tous les accidents consécutifs l'ait rendu complètement *podagre*, comme le disaient les Romains, — car les Romains connaissaient la goutte et, moins heureux que nous, ne la guérissaient pas, — la science moderne nous donne les moyens certains de débarrasser le malade de ce fléau ; certes, le mot n'est pas trop fort pour stigmatiser cette affection, car à tous les caractères fâcheux qu'elle réunit, elle joint la propriété de se perpétuer de génération en génération. Le podagre, non seulement est une charge pour lui-même et pour les autres, mais encore il a le triste privilége de léguer à ses descendants l'héritage de ses douleurs et de ses misères ; ses enfants et ses petits-enfants seront goutteux ou auront une grande chance de le devenir.

Pour compléter la description des symptômes ou caractères particuliers de la goutte, il nous reste à donner quelques indications pathologiques sur les tissus ou les secrétions : ce que nous ferons en peu de mots, car les personnes étrangères à la médecine s'intéressent peu à ces détails, qu'il nous est cependant impossible de négliger.

Au premier rang, nous mentionnerons les concrétions d'urate de soude et la position particulière qu'elles affectent. Les dépôts consistent en des amas d'urate de soude qui s'épanchent dans l'intérieur soit des muscles soit du tissu cellulaire. Or, la matière des dépôts semble choi-

sir les tissus peu vasculaires, les cartilages, fibro-carti-
lages, ligaments, tendons, les surfaces des membranes
synoriales, et même dans ces tissus, elle se limite aux
parties les plus éloignées du champ d'action des vaisseaux sanguins.

Parfois, de petites masses d'urate de soude, s'obser-
vent dans le tissu des os, mais surtout des os spongieux.
Dans certains parenchymes d'organes, tels que les reins,
on trouve également des dépôts uratiques qui siégent
de préférence au sommet des pyramides et dans les parois des tubes urinifères. La desquamation épidermique
et l'œdème sous-cutané tiennent de fort près à la formation des dépôts d'urate de soude, puisque la première
est accompagnée d'une production poussiéreuse, composée principalement de cristaux microscopiques d'urate
de soude. Aussi les mentionnerons-nous en même temps.

Une raideur articulaire spéciale provenant soit des
épanchements d'urate de soude dans les tissus, soit de
phénomènes nerveux, est encore un caractère remarquable de cette affection. Des dépôts tophacés composés
d'un tissu analogue au tissu osseux, mais contenant
moins de phosphate calcaire et une plus grande proportion de carbonate de chaux, se forment, soit autour des
articulations où leur saillie devient très gênante pour les
malades, ou dans une foule d'autres parties du corps,
entre autres dans l'oreille interne et sur le pavillon de
l'oreille. Là, en effet, très souvent vous verrez cette région devenir le siége de petites tumeurs blanches sem-

blables à des perles, et la matière tophacée dont elles sont formées se détachant, de nouvelles productions se reproduire incessamment et se renouveler avec rapidité.

Tantôt c'est l'épiderme, qui semble produire une poussière tophacée épidermique. Tantôt ce seront les tissus articulaires profonds, qui témoigneront de leur modification goutteuse par de larges plaques crayeuses formées à leur surface. Parfois encore, cette matière tophacée est presque calcaire; dans certains cas, on a trouvé dans les parenchymes des magmas crayeux épanchés, semblables à un mélange de craie, d'huile et d'eau; dans d'autres, un dépôt solidifié, tel que le cas cité par Watson, où on trouva une articulation métatarsophalongienne enchâssée dans une enveloppe calcaire ressemblant à une coquille.

Quant à l'état des sécrétions dans la goutte, nous mentionnerons en général leur suppression ou tout au moins leur grande diminution.

Ainsi, la sécrétion salivaire, comme l'indique la sécheresse et l'état pâteux de la langue et de la bouche, est visqueuse et considérablement amoindrie. La sueur est également rare et offre ce caractère remarquable que d'alcaline qu'elle est normalement, elle est dans la goutte, acide : l'analyse chimique y démontre une forte proportion d'*acide lactique*. L'urine, elle aussi, est très peu abondante; cependant, ses proportions ne sont point notablement changées, à part une certaine diminution dans la quantité et dans la couleur, car elle est rare et assez pâle ; elle ne contient point d'albumine en excès comme dans le rhumatisme, la rougeole et la scarlatine. On y remarque seulement, quand la maladie est ancienne, des filaments que le microscope indique être des membranes épithéliales, provenant de la desquamation des tubes urinifères, et symptômatiques d'une certaine fatigue ou altération des reins.

La sécrétion synoviale en particulier est sensiblement modifiée ; ce liquide est plus épais, plus opaque qu'à l'état normal : il tient en suspension des particules blanches composées d'urate de soude comme les dépôts des cartilages.

On a prétendu que des dépôts tophacés s'étaient même formés dans les valvules du cœur, ou dans les membranes du cerveau. Il n'est pas difficile de conjecturer la portée d'altérations pareilles dans ces organes, et ce qu'elles pourraient ajouter à la gravité que les nombreuses altérations des tissus apportent à la goutte.

# CHAPITRE II.

QU'EST-CE QUE LA GOUTTE ?

Je dis, *à priori,* la goutte résulte d'une altération du sang. Dès lors, nous avons à étudier :

1° Le sang. Sa nature;

2° Les sécrétions, qui sont le résultat des élimina-tions du sang;

3° Les dépôts ou épanchements qui, provenant du sang, ne sont point éliminés par lui, mais seulement déposés dans tel ou tel tissu, dans tel ou tel organe.

Notre sujet étant défini, quelques mots d'explication suffiront pour élucider ce que cette classification peut avoir de trop dogmatique.

Je dis donc : la goutte est une altération du sang ou des liquides de l'économie qui en tirent leur origine.

En émettant cette assertion, j'ai d'illustres devanciers. Il y a longtemps que Sydenham a émis la même idée sous une autre forme. « La goutte, a-t-il dit, provient d'une coction imparfaite tant des liquides que des solides. » Or, les solides de l'économie n'étant produits que par les liquides, par le sang, l'interprétation est claire. Du reste, ce vieux mot de *coction* exprime, à mon avis, une idée logique que les découvertes modernes de la science n'ont fait que compléter. En effet, depuis que le baron Liebieg a le premier comparé la machine humaine à une locomobile brûlant une certaine quantité de combustible (le carbone fourni par le sang) pour qu'elle puisse fonctionner, c'est à dire pour que l'homme puisse vivre, et depuis les remarquables écrits de Bouchardat sur cette combustion, les études physiologiques se sont complétées chaque jour et ont permis d'apprécier exactement toute la portée de ce mot coction, adopté par le savant Sydenham. En effet, si pour élever la température normale au degré voulu, si pour développer ses forces l'homme a besoin de combustible, d'autre part, il lui en faut une quantité encore plus considérable pour suffire aux éliminations et reconstituer ou remplacer les molécules qui partent ou se détachent de lui. C'est au sang, ce liquide fécond et productif, qu'il demandera ce principe régénérateur, et le sang lui-même le demandera à qui ? aux aliments.

Mais cette question, si nous allions plus loin, nous éloignerait de notre sujet. Dans un moment plus propice, nous reviendrons à ces intéressantes études de physiologie.

Revenons à notre étude du sang, dans le cas qui nous occupe, et reconnaissons que si le sang est l'élément primordial de la vie, il ne nous sera pas difficile de démontrer que parfois il devient un agent fatal de maladies et de destruction.

En effet, si ce liquide emporte avec lui dans l'économie des parties ou des matières délétères et nuisibles, il doit encrasser les organes, à la façon de certaines sources dont les eaux déposent sur les parois de leurs conduits des sels calcaires.

Or, dans la goutte, l'analogie est frappante : le sang déposera dans les tissus des cristaux d'urate de soude.

Cullen, avec quelques auteurs, prétend que ce produit morbifique d'urate de soude n'est que l'effet accidentel de la crise de goutte et qu'aucune altération des liquides n'était préexistente. Or, il ne peut appuyer son opinion sur autre chose que sur une hypothèse sans aucune espèce de fondement. D'après ses idées, il y aurait dans cet accident des dépôts d'urate de soude, un phénomène palpable sans cause; ce qui est contraire à la logique.

Ce transport par le sang d'urate de soude en dissolution, qui, sous l'influence de certaines conditions, est déposé dans les tissus sous forme de cristaux, est une vérité expérimentale qui s'explique parfaitement. A la façon de certains sels saturant chimiquement un liquide, un atôme du sel ajouté suffit à un moment donné pour faire cristalliser immédiatement des quantités considérables de sels sur les parois du vase.

Pareille chose se produit évidemment dans la goutte : le sang qui contenait à un moment donné une certaine quantité d'urée, d'acide urique, d'urate de soude en dissolution, dépose, sous telle ou telle influence, brusquement parfois, une quantité d'urate de soude cristallisé dans les tissus. Et notez bien que la détermination ou de ces influences ou du moment précis de ce dépôt est très difficile à établir; car il arrive très rarement qu'un homme meure par l'effet d'une cause étrangère, au début d'un accès de goutte, et puisse servir comme sujet d'expérimentation.

La preuve par l'autopsie cadavérique est très rare; il faut donc que les déductions rigoureuses de l'observation m'aient fait pressentir le fait tel qu'il m'a été démontré dans les deux cas où il m'a été possible de constater, *post mortem,* la présence en excès de l'urate de soude dans le sang.

S'il est évident que tel individu a les tissus criblés de dépôts d'urate de soude, après une crise, alors qu'avant l'attaque ils en contenaient peu ou point, il n'est pas moins intéressant de savoir que certaines parties du corps sont choisies de préférence pour ces cristallisations.

Dans cette voie expérimentale, le savant M. Charcot remarque judicieusement que pareil au dépôt cristallin chimique qui se dépose sur les parois du vase les plus éloignées du centre ; dans l'économie, l'urate de soude et les matières tophacées font élection pour leurs dépôts des régions du corps les plus inertes, les plus éloignées des centres circulatoires, aux pieds, aux mains, aux orteils, à la surface de la peau, aux oreilles, enfin, de préférence sur les endroits périsphériques, sur les parois, en un mot.

Mais si, expérimentalement ; il ressort ce fait incontestable que le sang transporte tous les éléments qui constituent les lésions constatées dans l'économie ; l'analyse du sang viendra elle-même confirmer ces faits et l'expérience sera encore plus complète ; car elle apprend que si le sang transporte les éléments de la maladie, il les reprend également parfois.

En effet, mon expérience personnelle m'a appris que tel individu goutteux était saturé de dépôts d'urate de soude, et que sous telle influence favorable, quelque temps après, cet urate de soude était absorbé et avait disparu des tissus. J'ai maintes fois constaté ce fait sur des malades qui présentaient des nodosités offrant tous les caractères de dépôts récents d'urate de soude, disparus quelquefois très rapidement.

Le sang est donc l'agent qui contient et transporte l'urate de soude, l'urée, l'acide urique, quelquefois de l'acide oxalique, en un mot, tous les éléments sains ou morbides que nous avons trouvés dans le sang et qui constituent la cause de la goutte.

Mais si ces divers produits se forment naturellement, sous l'influence de certaines causes, ils peuvent aussi se modifier, se transformer sous certaines influences; et c'est ce dont nous allons dire quelques mots.

En effet, un peu plus ou un peu moins d'oxydation peut faire avec de l'acide urique, soit de l'urée soit de l'acide oxalique et même de l'acide carbonique, et la portée de ce fait lui-même est bien plus grande encore qu'on ne peut l'apercevoir de prime abord, car si tous ces principes morbides que le sang contient, qu'il transforme et dout il fait la goutte, sont des produits trop carbonisés et auxquels il manque l'oxigénation, voyez où nous conduit la logique du raisonnement : la cause de la goutte nous est clairement révélée; c'est au défaut de calorification, au défaut d'oxigénation du sang qu'on devra l'attribuer. Certaines molécules ne sont pas assez transformées, soit pour servir de combustible utile, soit pour passer à l'état voulu (urée, oxalate de chaux) ou autres sels qui peuvent être ou employés par l'économie ou éliminés.

Mais la logique rigoureuse ira plus loin : elle nous indiquera les moyens de modifier et de prévenir cette transformation morbide des éléments du sang. En un mot, elle nous donnera les moyens de guérir ou de prévenir la goutte, en nous faisant recourir aux procédés d'oxydation du sang que la physiologie nous indique comme les meilleurs pour obtenir un sang normal, et faciliter par suite les excrétions et sécrétions qui constituent l'équilibre de la machine humaine.

Mais si nous étudions l'état pathogénique du sang, le moment ne saurait être plus opportun pour mentionner rapidement ce qu'il est dans l'état sain. Pour cela, nous donnerons les résultats que nous ont fourni nos analyses, conformes, du reste, approximativement, à celles de MM. Dumas, Gavarret, Claude Bernard, Becquerel, qui nous ont guidé dans nos travaux.

Or, l'analyse superficielle donne pour résultat, sur 1,000 parties de sang :

| | |
|---|---|
| Globules | 127 |
| Fibrine | 3 |
| Diverses parties solides | 30 |
| Eau | 730 |

L'analyse détaillée donne pour résultat une densité, comparée à celle de l'eau, d'un dixième plus forte, et comme éléments constituants :

| | | |
|---|---|---|
| Eau | 781 | 50 |
| Globules | 135 | » |
| Albumine | 70 | » |
| Fibrine | 3 | » |
| Matières grasses ou savonneuses | 10 | » |
| Sels fixes et fer | » | 50 |

Chez les goutteux, une quantité considérable relativement d'acide urique, existe dans le sang en dissolution sous forme de sel ou d'urate de soude. Il ne faut pas

oublier que chez ces malades, les sels de soude domi-
nent en général et rendent ce résultat physiologique
plus facilement abondant.

En effet, si dans quelques cas nous n'avons trouvé
que de petites quantités d'urate de soude, plusieurs analyses ont accusé jusqu'à une et deux parties d'urate de
soude sur mille de sang.

Quant à la question de savoir si le sang peut transpor-
ter des matériaux hétérogènes ; — sans vouloir préten-
dre qu'il puisse, sans préjudice pour l'économie, charrier
des éléments pathogéniques, tels que l'urate de soude
et d'autres, il faut reconnaître que souvent il semble
pouvoir fonctionner longtemps de la sorte avec impu-
nité.—Dans le cancer, il transporte des cellules cancé-
reuses, dans certaines pyogénies, des globules de pus.

Certaines publications ont mentionné récemment la
présence de la nicotine et d'autres poisons végétaux
transportés à la suite d'une absorption cutanée dans
l'économie et y exerçant des ravages.

Enfin, personne n'ignore les accidents désastreux que
l'intoxication par le plomb et la présence dans le sang
de molécules saturnines produisent chez certains individus que leur profession expose à ces émanations délétères.

Il est donc parfaitement logique que Becquerel et
Rodier, et quelques autres observateurs à leur exemple,
aient retrouvé, pendant la vie, une certaine proportion
anormale d'urate de soude, dans le sang des goutteux.

De cette façon, bien des phénomènes de la manifestation goutteuse sont expliqués.

Pour ne rien omettre autant que possible, avant de terminer ces quelques mots relatifs à la composition du sang, n'oublions pas de mentionner un fait également intéressant.

Dans la goutte, comme dans la plupart des maladies graves, les globules rouges diminuent considérablement. Ce phénomène, du reste, est constant dans les intoxications mercurielles et saturnines, dans la siphylis, etc. La science l'explique par l'insuffisance d'oxydation du sang.

La présence de l'urée et de l'acide urique dans le sang, ces deux corps étant également des produits animaux imparfaitement brûlés, à des degrés différents, est un résultat logique de la même cause.

Nous devons faire observer, d'une façon toute particulière, ce fait : à savoir que si la présence de l'urée en excès dans le sang est un état morbide, d'autre part, l'urée est un produit rationnel d'élimination, expulsé d'habitude en forte proportion par les urines. C'est un résidu de nos tissus, abandonnant l'organisme sous cette forme et par cette voie.

Mais pour que les choses se passent normalement, il faut que ces résidus carbonés soient complètement brûlés par le sang, grâce à l'oxigène qui circule avec lui, et alors qu'ils soient transformés soit en acide carbonique qui sera exhalé, soit en urée qui sera éliminée. A

défaut de cette condition, et si une trop forte proportion de ces résidus reste, non brûlée ou brûlée imparfaitement, il y aura formation d'acide urique en excès.
La diathèse urique survient et avec elle une de ses formes : la goutte.

2° Ce qui caractérisera également la goutte, ce sera
la modification profonde dans les sécrétions et les excrétions. Elle est intimement liée à l'altération du sang,
et présente un intérêt plutôt scientifique que pratique.

Cependant, il est nécessaire de s'appesantir sur cette
question, car elle intéresse moins sous le rapport de la
pratique que sous celui de la science.

La peau, quoique tendue et luisante dans certains
cas, et au début surtout, n'en offre pas moins au contact une sensation de flaccidité spéciale ; on la dirait cotonneuse, et le doigt y laisse une trace blanchâtre et
livide. Les tissus sous-cutanés sont empâtés, c'est là un
phénomène physique que tout le monde perçoit et définit par cette expression vulgaire. Souvent, la peau sera
recouverte d'une sorte d'enduit poussiéreux, tantôt composé d'urate de soude, tantôt d'une poussière calcaire
tophacée ; parfois, des petites gerçures laisseront échapper des cristaux aciculés d'urate de soude ; l'imprégnation des tissus par ce produit explique, du reste, ce phénomène extérieur.

Les autres excrétions et sécrétions seront également
modifiées : la sécrétion salivaire est parfois presque
tarie ; tantôt, elle est sèche, épaisse, visqueuse et d'un

blanc mat. Alors, la langue épaisse, visqueuse, les gen-
cives livides attesteront cette altération des glandes salivaires. La sueur, ordinairement alcaline, devient acide
chez les goutteux ; elle contient une forte proportion
d'acide lactique.

L'urine elle-même sera diminuée, dans une certaine
proportion. Si elle est rare souvent, quelquefois un peu
rouge, la plupart du temps sa coloration ne sera pas
grandement changée, mais la proportion de ses éléments sera modifiée par la diminution de l'urée et de
l'acide urique, en même temps que la production de
matières épithéliales indiquera une altération de l'organe sécréteur lui-même.

La diminution de l'urée dans les urines indique que
l'économie, accomplissant mal ses fonctions, les résidus
qui devraient être expulsés restent dans le sang, et transportés par lui, serviront à encrâsser les tissus, sous
forme de cristaux d'urate de soude et de matières tophacées.

Cette modification est très sensible, car la diminution
de l'acide urique dans les urines des goutteux est bien
des 2/3 ou des 3/4 de ce qu'elle devrait être normalement : un gramme par jour.

L'élimination de l'urée, qui doit être d'environ trente
grammes par jour, chez un individu bien constitué, est
réduite chez les goutteux à quelques grammes seulement. Enfin, la présence dans les urines de l'acide oxalique, autre produit mal oxidé, qui s'y présente sous

forme d'oxalate de chaux, a conduit quelques auteurs à dire que la gravelle devait être la compagne de la goutte. Pour moi, l'analogie n'est pas aussi complète, et je ne m'occuperai pas maintenant de cette question.

Par exemple, l'urine des goutteux contient presque toujours des corpuscules organisés, qui, d'après toutes probabilités, sont des fragments, des muqueuses épithéliales arrachés aux cornets et aux uretères, sous l'influence d'un état inflammatoire, que peut faire supposer l'altération des liquides sécrétés ou les modifications profondes de l'économie, qui atteignent l'organe sécréteur lui-même.

Parfois, la présence d'une certaine quantité d'albumine vient ajouter aux preuves qui attestent le bouleversement général.

Mais le fait n'est pas constant, et il faut bien se garder de prendre pour de l'albumine le précipité floconneux abondant qui existe généralement dans les urines des goutteux, et qui est composé de mucus.

3° Etudions enfin la nature de la goutte, dans les lésions toutes particulières qui l'accompagnent.

Si nous examinons le système osseux, nous trouverons une énorme différence entre les os des goutteux et ceux des personnes en santé.

La principale différence consiste dans la diminution des parties terreuses et l'augmentation des parties grasses. Cette modification est probablement plutôt le résultat d'une nutrition imparfaite et d'une interversion des forces vitales, qu'une dégénérescence particulière ; car, au lieu d'être déposées dans les os, les matières terreuses et calcaires sont déposées dans les cartilages ou dans les tissus.

Notons cependant que les matières tophacées n'ont pas exactement la même composition que les os ; puisque, comparées aux os, elles contiennent moins de phosphates et plus de carbonates, et qu'en outre, elles contiennent souvent une forte proportion d'urate de soude, quelquefois jusqu'à 20 pour 100.

Ces dépôts tophacés ou terreux ne sont pas seulement déposés dans les tissus fibreux et cartilagineux, mais dans les muscles eux-mêmes et à la surface du corps.

Il n'y a pas seulement des dépôts d'urate de soude dans certains tissus cellulaires et fibreux, il y a aussi des dépôts de matières tophacées, et des dépôts mixtes d'urate de soude et de matières calcaires.

Parfois même on dirait, et ceci se passe à la surface de quelques cartilages, qu'une couche de peinture blanche a été passée nettement avec un pinceau.

Du reste, les formes les plus variées affectent ces diverses productions morbides, sans que la variété des formes atténue la gravité de l'altération des tissus, pour la plupart atteints et compromis.

Les principaux siéges des manifestations goutteuses sont les cartilages articulaires et leurs annexes. C'est surtout là qu'on peut observer ces mille variétés de formes qu'affectent les dépôts soit d'urate de soude soit de matières tophacées.

Ici, les condyles seront maculés de taches blanches ; là, ils présenteront de véritables incrustations ; tel cartilage sera détruit et la surface blanche de l'os sousjacent apparaît dure et rugueuse ; ou bien les ligaments seront remplacés par des amas d'urate de soude. Ailleurs, la matière plâtreuse pénètre l'épaisseur des tendons environnants.

Sur tel autre endroit, des amas considérables de matière tophacée forment une saillie considérable et déforment le membre.

Les désordres n'épargnent pas le liquide articulaire. Dans la plupart des articulations malades le liquide synovial épaissi, sensiblement amoindri et d'un aspect blanchâtre, aura presque toujours une réaction acide, tandis que, comme dans les sueurs, elle doit être alcaline.

Enfin, plusieurs auteurs ont considéré comme lésion concomittante une altération profonde du rein, qui consiste dans le ratatinement de ce viscère, réduit alors au tiers de son volume normal. Après que des incrustations nombreuses d'urate de soude se sont produites dans le tissu du rein, cet organe sécréteur et éliminateur par excellence, s'atrophie et devient impropre à remplir sa fonction. Ainsi s'expliqueraient les accidents dits de *goutte remontée,* qui emportent souvent les malades dans une période avancée de la maladie.

Quelle que soit la forme que revêtent les symptômes de la goutte, et quelques multipliées et profondes qu'en soient les lésions, il n'en est que plus évident que cette maladie, attribuée par certains auteurs, Barlow, par exemple, à une pléthore spéciale, par d'autres, Gardner entre autres, à l'impureté du sang veineux, consiste dans une altération bien caractérisée du sang : *l'excès de l'urate de soude*, et qu'à cette altération doivent être attribués tous les accidents et le trouble pathologique de l'organisme entier.

# CHAPITRE III.

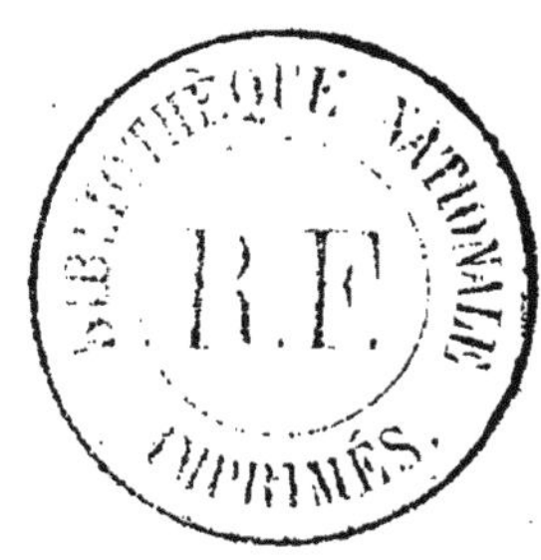


### TRAITEMENT DE LA GOUTTE.

Avant d'indiquer le traitement que nous employons pour guérir la goutte, il sera convenable de jeter un coup-d'œil sur les causes diverses qui produisent cette maladie ou y prédisposent.

Les unes seront purement physiques, les autres morales. Il ne faut pas s'étonner de trouver des causes morales à des effets physiques, surtout si l'on veut bien se rappeler à quel point de vue je me suis placé au début de mon étude sur la nature de la goutte, lorsque j'ai dit : cette maladie est le résultat d'une altération, d'un trouble du sang.

Il est un fait avéré, c'est que des individus qui n'avaient jamais eu la goutte, ont été atteints brusquement de crises violentes de cette maladie, soit à la suite d'une perturbation grave dans leur fortune, soit par le choc d'une émotion violente, de peur ou de désespoir. Il en est d'autres, ainsi que le rapporte *Scudamore*, qui sont devenus goutteux à la suite d'un travail de tête excessif. Un mathématicien de ses amis, dit-il, fut atteint d'une crise de goutte très intense, après avoir consacré plusieurs jours et plusieurs nuits à la solution d'un problème très ardu.

Remarquons que les personnes de science ou d'affaires astreintes à une immobilité prolongée par leurs occupations ou leur goût, sont exposées, plus que dans les autres professions, à subir les atteintes de la goutte ; car cette affection ayant pour caractère principal l'encrassement des tissus et des organes, rien ne facilite cette disposition morbide comme l'immobilité. Or, les savants et les gens d'affaires font ordinairement très peu d'exercice;—tout le monde doit savoir que pour se bien porter, il faut au moins trois ou quatre heures d'exercice à l'air extérieur chaque jour.

Mais s'il est incontestable que des causes morales suffisent pour produire des accidents goutteux, il n'est pas douteux cependant que la goutte survient bien plus fréquemment sous l'influence des causes matérielles.

Etudions-les avec ordre.

L'hérédité ; de nombreux exemples l'attestent. Cette cause est des plus rationnelles : l'altération du sang doit se transmettre dans l'espèce, à moins, bien entendu, qu'un traitement approprié ne vienne la neutraliser.

J'ai présent à l'esprit un fait d'hérédité des plus remarquables, et que j'ai observé en 1850, à Bordeaux. Les trois frères L..., descendants d'une famille aisée d'entrepreneurs, jeunes encore, étaient goutteux tous les trois, comme leurs ascendants depuis plusieurs générations. Parmi les enfants de ces frères, plusieurs, dès l'enfance, offraient des symptômes de goutte. De ces trois frères, deux sont morts jeunes, de la goutte, peut-être ; certainement, un peu de l'excès du colchique, car ils usaient et abusaient de cette dangereuse préparation.

L'âge est une indication importante pour apprécier le diagnostic de la goutte, à moins d'hérédité. Ce n'est que vers l'âge mûr que les symptômes se manifestent. Cela doit être ainsi, car les principales causes efficientes de la goutte, résultant des passions et des habitudes de l'âge mûr, n'existent heureusement pas chez les enfants.

Le sexe est également une cause prédisposante, l'homme étant généralement seul atteint de cette maladie. Par sa constitution, ses habitudes, la femme a beaucoup d'analogie avec l'adolescent, et les mêmes causes doivent produire les mêmes effets.

Parmi les causes physiques auxquelles on peut attribuer la goutte, trois sortes sont à étudier :

1° Celles provenant des habitudes de l'individu ;

2° Celles provenant des conditions hygiéniques et climatériques auxquelles il est exposé;

3° Celles provenant de sa profession.

Parmi les premières, une alimentation trop azotée, c'est à dire très succulente, composée avec exagération de viandes ; une trop grande quantité d'aliments très épicés et salés ; des boissons alcooliques, vin, bière, etc., en excès, introduisent trop abondamment dans le sang les matériaux dont l'excès produira la goutte, en même temps qu'ils excitent et fatiguent les organes digestifs ; de façon à troubler l'ensemble des fonctions dont l'équilibre constitue la santé.

Toutes les personnes possédant ces habitudes de bonne chère excessive et habituelle, sont fatalement vouées à la goutte ou aux congestions graves. Chez elles, il est à noter que presque toujours la goutte se manifestera, avec ses accidents les plus douloureux, sous la forme aiguë, accompagnée des phénomènes les plus rapides et les plus graves.

Ces phénomènes de surabondance d'urée, d'acide urique, d'urates et de phosphates de soude, se produisant chez les individus qui absorbent de trop grandes quantités de nourriture animale, ont été observés physiologiquement. Pendant que les organes sécréteurs fonctionnent encore convenablement, il a été noté que chez quelques grands mangeurs, la proportion quotidienne d'urée trouvée dans les urines, s'est élevée de 30 à 50 et 80 grammes (20 à 30 étant la quantité normale).

Il ne faut point non plus négliger, pour expliquer la production excessive de sels à base de soude dans le sang des goutteux, de calculer l'excès de chlorure de sodium qu'ils absorbent ou ont absorbé; dans les quantités d'épices que les grands mangeurs ajoutent aux aliments pour favoriser d'une façon factice les digestions.

2° Les causes extérieures, climatériques : le froid, l'humidité, soit de la température, soit résultant d'une habitation malsaine, ou bien ces mêmes causes favorisées par la misère ou par des vêtements insuffisamment chauds, produisent parfois les manifestations goutteuses et y prédisposent. Ici, la cause est moins évidente, bien que l'altération et le trouble du sang puissent s'expliquer par le trouble profond que ces agents extérieurs produisent dans la santé générale, en modifiant à la longue les sécrétions et les excrétions, et par suite, en changeant les proportions normales du sang.

Du reste, n'oublions pas que ces fâcheuses conditions diminuent déjà considérablement les globules rouges, fait morbide habituel à la goutte, encore plus marqué dans la forme asthénique; or, cette maladie atteignant les personnes débilitées, tous les désordres de l'économie s'expliquent : le sang appauvri et les forces vitales diminuées sont impuissantes à réagir contre les liquides encrassés, qui alors déposent plus facilement dans les tissus les molécules que le sang mal transformé n'a pas éliminées.

Ne doit-on pas, du reste, attribuer la fréquence des

accès de goutte asthénique, dans certaines régions du nord de la France et de la Belgique, chez des individus affaiblis par les privations, à l'usage immodéré que les pauvres gens même font du genièvre et de la bière, malheureusement pour leur santé et pour leur bourse? puisque souvent, pour se procurer ces boissons, ils se privent du nécessaire.

Toujours est-il que le fait est constant et que les goutteux sont nombreux dans ces contrées.

3° Une autre série de causes prend son origine dans l'état professionnel, dans l'usage de certains sels métalliques et dans l'absorption du virus syphilitique.

L'action dépressive de ces diverses causes explique leur mode d'action sur l'économie. Quant à savoir si la goutte est produite par la seule intoxication saturnine, ou si on y est simplement prédisposé par cette sorte d'empoisonnement, je ne me prononcerai pas sur cette question. Seulement, l'observation démontre que les accidents de goutte saturnine sont les mêmes que ceux de goutte simple. Comme pour la goutte ordinaire, les enfants et les femmes en sont atteints bien plus rarement que les hommes.

Les accidents de goutte observés, souvent, chez les personnes qui, par profession ou par médication, ont abusé du mercure, et chez les anciens siphylitiques, sont indiqués et expliqués par l'analogie d'action sur l'économie; les phénomènes de dépression et d'intoxication produits par ces minéraux et celle produite par le virus vénérien sont les mêmes ; l'observation est venue maintes fois confirmer le raisonnement dans les deux circonstances.

A propos de siphylis, mentionnons parmi les causes de goutte, et surtout de *goutte remontée*, l'abus des plaisirs vénériens, surtout par les personnes âgées. Non seulement ils apportent un trouble fâcheux, en bouleversant et énervant les organes de la digestion, — or, nul n'ignore le concours fâcheux que la dyspepsie (ou mauvaise digestion permanente) apporte au développement et à la terminaison funeste de la goutte, — mais encore, ces excès enlèvent au sang les éléments réparateurs qu'il apporterait à l'économie et surtout la force vitale, qu'ils remplacent par le marasme et l'épuisement.

Les causes mêmes de la goutte que nous venons d'énumérer nous fourniront les éléments de quelques indications thérapeutiques efficaces.

Nous sommes dès lors bien loin de l'opinion de médecins, de valeur, du reste, qui ont émis cet axiôme à l'usage des goutteux :

*Patience et flanelle.*

S'il était permis de plaisanter sur des choses graves, nous serions les premiers à rire de ce conseil. Malheureusement, notre gaîté serait coupable, car elle contrasterait par trop avec la tristesse d'un trop grand nombre.

Nous croyons qu'il est plus convenable, dans l'intérêt de tous, de raisonner,

*Rien, en effet, ne vient de rien*, pas plus en médecine que dans les autres sciences.

La goutte ne fait pas exception à la règle.

Elle moins que tout autre, — puisqu'elle est presque une maladie *sociale*, résultant pour la plupart du temps des vices et des habitudes des sociétés civilisées,—cette maladie ne peut guérir sans soins, sans précautions, et surtout sans la cessation des causes qui l'engendrent.

Donc, trois sortes de moyens préventifs ou curatifs, correspondent aux trois espèces de causes indiquées plus haut.

Les premiers s'adressent à la personne malade elle-même et lui ordonnent de supprimer les habitudes nuisibles qui aident à la production de cette maladie.

Habitudes de bonne chère excessive et de *farniente*, implantées dans les classes riches de la société depuis des siècles; les annales des peuples de l'antiquité et des Romains surtout, ne tarissent pas dans les récits que les auteurs font du sybaritisme et des excès de table des Apicius, des Lucullus et autres riches patriciens de la société romaine; aussi la goutte (*podagra*) était-elle au moins aussi fréquente dans cette civilisation avancée que dans la nôtre.

Si donc cette maladie semble se développer autant que la civilisation, c'est dans la destruction des habitudes vicieuses de la société qu'il faut chercher ses principaux moyens de guérison; pour cela, il faut faire pénétrer dans les masses instruites ou ignorantes, les habitudes de sobriété, qui nécessairement doivent s'allier avec un certain bien-être pour que la santé soit durable, et il faut généraliser les notions principales d'hygiène, que nul ne doit ignorer aujourd'hui, et sur lesquelles je donnerai moi-même quelques indications spéciales à la fin de ce volume.

Les autres lui conseillent d'éviter les causes, indépendantes de sa volonté, qui puisent dans un climat très variable ou dans le séjour dans des habitations malsaines les germes d'un trouble dans l'économie, qui produit ou prédispose à la goutte.

Ou bien, si des circonstances forcées, de position ou de famille, obligent à demeurer au milieu de ces causes, de savoir y remédier par la connaissance des conditions particulières de bien-être et de santé : tels que le choix de vêtements chauds ou appropriés et l'emploi des moyens d'aération et de ventilation, que la science indique.

Ces moyens, du reste, seront plus longuement étudiés dans mon paragraphe sur l'hygiène propre aux goutteux.

Ils font l'objet de la sollicitude des gouvernements, qui tous cherchent la solution de ce problème : le bien-être à procurer aux nombreuses classes nécessiteuses, pour lesquelles les conseils seraient un vain mot si on n'y joignait les moyens pratiques de procurer à tous un bien-être relatif et au moins la satisfaction des besoins les plus impérieux.

Les divers moyens de prévenir ou de guérir la goutte que nous venons d'énumérer, seraient certainement insuffisants pour obtenir des résultats sur les malades atteints de goutte confirmée, si nous ne les complétions par l'emploi de moyens thérapeutiques appropriés.

A cette occasion, nous examinerons et discuterons consciencieusement les médications usitées jusqu'ici.

Dans l'étude que nous avons faite précédemment des manifestations de cette maladie, nous avons dit qu'elle offre cette particularité : que souvent le malade n'a eu auparavant ni éprouvé aucun indice de sa prochaine manifestation, et que tout à coup, sans cause appréciable, après s'être couché bien portant, il se réveille le lendemain en proie à une violente crise de goutte.

Bien que ce manque absolu de prodrômes soit plus apparent que réel, car presque toujours le goutteux ou celui qui le deviendra éprouvent des malaises précurseurs, par exemple un sentiment de lassitude, de pléthore générale, et un mauvais état des fonctions digestives, il n'en est pas moins vrai que dans son ignorance, ayant méconnu ou négligé ces accidents précurseurs, il se réveillera un jour en proie à une violente crise de goutte.

Si le meilleur remède préventif contre les accidents est l'exactitude à suivre les précautions de toute sorte que j'ai indiquées, — lorsqu'une crise violente s'est déclarée, que faut-il faire ?

Il faut évidemment combattre ces phénomènes par

des moyens analogues à ceux employés pour certaines maladies aiguës, à quelques modifications près.

Notons ceci :

Nous n'avons à traiter des manifestations inflammatoires aiguës que par exception ; car les vrais moyens employés pour guérir la goutte sont également administrés avec un succès complet dans l'état le plus ordinaire, c'est à dire lorsque la maladie n'a plus ces accidents d'acuité qui tendent à se confondre, par certains caractères communs, avec la plupart des inflammations.

Cependant, même à ce premier moment et dans ces circonstances, nous employons avec succès des moyens précis, sur lesquels nous appelons toute l'attention des intéressés.

Nous recommandons :

1° Une diète sévère. Les accidents inflammatoires l'indiquent assez ;

2° L'usage de boissons délayantes, telles que les tisanes de chiendent, de pariétaire, de feuilles de frêne, etc. ;

3° L'emploi de quelques laxatifs à base de potasse ou de magnésie, tels que le sulfate de potasse, la crême de tartre, la magnésie calcinée, le sulfate de magnésie, etc. ;

4° Enfin, des applications sèches extérieures, sur les parties rouges, tuméfiées, endolories, sur lesquelles la goutte s'est manifestée.

Je proscris absolument les applications humides ou huileuses quelconques.

Les applications humides, en effet, cataplasmes ou emplâtres, faites sur la peau des goutteux, et dès lors sur un tissu cellulaire, épaissi, empâté, infiltré soit de liquides blancs, soit d'urate de soude en dissolution ou en cristaux, ont l'inconvénient de diminuer l'énergie vitale et la contractibilité vibratile des tissus, qui n'ont déjà que trop de tendance à se laisser pénétrer par les éléments de maladie.

Les préparations huileuses et les fomentations ajoutent à ces inconvénients le défaut non moins grand d'obstruer les pores et les autres organes sécréteurs et excréteurs, qui déjà ne fonctionnent plus convenablement. Ces liniments apportent avec eux et ajoutent à ce défaut : tous les accidents inhérents à l'absorption et à l'introduction dans l'économie des narcotiques et des poisons, tels que l'opium, la jusquiane, la belladone, le stramonium, qui en forment habituellement les bases.

Les frictions alcooliques doivent être également rejetées par les mêmes raisons, auxquelles on peut ajouter le redoublement de douleur qu'occasionnerait leur emploi sur des surfaces douées d'une sensibilité morbide exagérée.

Les moyens donc qui restent à notre disposition et dont l'expérience nous a démontré l'efficacité, sont excessivement simples et faciles à manier, et produisent de suite un soulagement, même dans les crises les plus fortes.

Ils consistent dans l'application sèche, sur les parties malades, d'un tissu excessivement doux, soyeux et poreux, saupoudré de mélanges pulvérulents dont les bases, des fécules convenablement préparées, servent de véhicule à d'autres préparations plus ou moins actives. Ces mélanges doivent être faits et employés sous la direction d'un médecin expérimenté, qui les appropriera au degré et à l'acuité de la maladie.

Les raisons scientifiques qui expliquent un résultat si avantageux pour le malade et si agréable pour le médecin, qui pourra en les employant soulager et guérir son malade, sont à la portée de tout le monde.

En effet, il est logique et facile à comprendre qu'un tissu analogue à la ouate, mais plus soyeux et plus tenace, dont les fibrilles, tenues et soyeuses, sont souples et chaudes à la fois, ne s'appesantissent pas sur la peau, grâce à l'élasticité, soit très facile à supporter par le malade. Il n'en est pas moins logique d'admettre que cette étoffe, composée par l'entrecroisement des fibrilles cellulaires de la soie et du coton fin (longue soie), possédant une grande perméabilité, facilite la circulation de l'air et des vapeurs sur l'épiderme cutané, en même temps que la constitution même et l'épaisseur du tissu maintiennent une température égale et douce sur toutes les surfaces qu'il s'agit de protéger.

N'y aurait-il pas, en outre, une situation électrique particulièrement favorable au meilleur fonctionnement des tissus organisés ?

Je serais assez porté à le croire ; car s'il est incontestable qu'il se fait une déperdition considérable d'électricité humaine par les tissus et la peau en sueur (c'est à dire *mouillés*), il est fort à supposer que cette déperdition joue un grand rôle dans la production des maladies graves, que l'intervention et la suppression de cette sécrétion amène presque toujours. Dès lors, il est très admissible que l'action électrogénique de ces tissus, mauvais conducteurs eux-mêmes et pouvant condenser d'une façon spéciale une certaine quantité d'électricité à la surface du corps, produit une modification particulière, favorable au rétablissement de l'équilibre général de la constitution.

Si à tous les avantages que l'on obtient de l'emploi de ce moyen, on veut bien ajouter la possibilité de juxtaposer à la peau, par l'intermédiaire de ces tissus, toutes sortes de molécules médicamenteuses, de façon à pouvoir introduire par l'absorption certains éléments qui manquent à l'économie, — ou si l'on veut se contenter seulement, par l'emploi de molécules féculentes d'une ténuité extrême, d'apporter à la peau brûlante et sensibilisée un adoucissement instantané, que l'amidon finement pulvérisé produit, lorsqu'on l'applique, sur une surface douloureuse ou enflammée,—on ne sera pas surpris de découvrir qu'aux qualités incontestablement bienfaisantes de ces applications, puissent s'ajouter des effets curatifs remarquables pour certaines maladies ; par l'action physiologique de ces molécules soit médicamenteuses ou simplement féculentes.

Expliquera-t-on leur mode d'agir par l'accès facile de l'air ou de l'oxygène sur les parties absorbantes, ou par la facilité qu'elles apportent à l'évaporation des liquides intérieurs ? ou bien encore par une action électrogénique modifiant les tissus localement et généralement?

Toujours est-il que, grâce à leur efficacité, on rétablira l'équilibre général, quelque grave qu'ait été la perturbation, quelque invétérée que soit la maladie.

Si par ces moyens bien appliqués on a bientôt raison des accidents de goutte aiguë, il ne s'en suit pas moins que les accidents bien plus fréquents de la goutte asthénique ordinaire sont guéris par l'emploi, sagement combiné, des mêmes moyens, modifiés et appropriés soit à la constitution des malades soit au degré d'intensité de la maladie.

Les formules et les doses de médicament ne seraient pas à leur place ici, mais bien plutôt dans un formulaire de préparations magistrales à l'usage des médecins et des pharmacins, annexé à ce travail. Cependant, quelques mots, donnant quelques indications spéciales physiologiques et le mode d'action de certaines bases de mes traitements, ne seront pas inutiles, car elles éclaireront le diagnostic et faciliteront les déductions scientifiques par l'étude, même des faits physiques et chimiques qui se produiront et de ceux qui en sont la conséquence.

Les moyens thérapeutiques et les médicaments que je pourrai et devrai employer sont de deux sortes : ceux qui seront introduits par les voies digestives ou respiratoires, et ceux qui seront employés à l'extérieur.

4

Et ils correspondront également à deux besoins :

1° Fournir au sang les matériaux qui peuvent lui manquer, ou les transformer ;

2° Activer les sécrétions et fonctions sécrétoires, de façon à éliminer les matériaux inutiles ou superflus.

Avant de traiter à fond cette question, et avant d'étudier l'action des médicaments dont l'expérience m'a démontré l'efficacité, quelques mots de discussion démontreront l'inutilité et même le danger des moyens usités précédemment.

Voyons-les en détail :

Les purgatifs, et surtout les drastiques, ont été trop employés ; l'étude des caractères physiques et physiologiques de la goutte, nous apprendra qu'ils n'ont jamais pu amener un résultat avantageux : ils n'ont pu que compromettre l'estomac et les intestins, dont les forces sont déjà affaiblies dans cette maladie. Les calmants, et surtout l'opium, n'ont jamais eu d'autre effet que de congestionner les centres cérébraux, déjà compromis, et de ralentir la circulation du sang et les fonctions sécrétoires déjà affaiblies ; mais ils ont quelquefois trompé sur leur valeur, en déprimant le système nerveux et en rendant la perception de la douleur plus obtuse, ce qui parfois a pu faire supposer à tort sa diminution.

Les préparations de quina et de sulfate de quinine, qui font la base de certaines panacées anti-goutteuses, et qui parfois ont amené quelques résultats apparents, n'ont réussi que par une erreur de diagnostic, et dans certains rhumatismes simples où l'albuminurie était le caractère dominant, ils ont amené alors la disparition de l'albuminurie, ce qui est un des effets de ce médicament ; mais dans la goutte, comme tous les autres hypothénisants, ils ont toujours produit une action fâcheuse sur les centres nerveux et sur les voies digestives.

Enfin, les préparations de colchique, qui ont été prônées sous toutes les formes, sont éminemment dangereuses dans la goutte. L'alcaloïde et les autres principes qui font la base de cette substance, jouissent au plus haut degré des propriétés vénéneuses des narcotico âcres. Elles dépriment tellement le système nerveux que parfois une sédation apparente des symptômes morbides s'est opérée pendant leur administration et ont pu faire croire à leur guérison ; mais au lieu de disparaître, les crises ne tardent pas à se rapprocher, à devenir plus violentes, et l'estomac lui-même, quand il ne refuse pas absolument ces préparations, manifeste par des nausées et des vomissements répétés, son antipathie contre un poison qui le détruit.

Si tous les moyens préconisés et essayés jusqu'à ce jour ne réussissent point à guérir la goutte ; que faut-il donc faire pour rétablir le trouble des fonctions et reconstituer ce sang altéré dans ses éléments constitutifs ?

Il faut suivre les deux indications que la nature et la raison précisent :

1º Donner au sang les matériaux qui lui manquent ; l'aider à brûler ceux de ses éléments qui le sont incomplètement ;

2º Et favoriser les excrétions et sécrétions. de façon à éliminer tout ce qui est inutile ou nuisible.

Si pour donner au sang les matériaux qui peuvent lui manquer, il nous suffira d'introduire dans l'organisme une alimentation surtout végétale, de façon à augmenter la proportion de sels potassiques, qui est diminuée dans la goutte au profit de la surabondance de sels sodiqués, d'urate de soude principalement, il ne sera pas aussi simple de lui procurer la dose d'oxigénation voulue, pour favoriser et développer les combustions protéiques. Cependant, la science et l'expérience aidant, on obtient parfaitement ce résultat, et on retrouve le rétablissement des fonctions et la santé.

En effet, l'acide urique, l'urée, les corps gras, etc., qui dans la goutte restent en excédant, sont des corps azotés et surtout éminemment carburés, qui, convenablement transformés et brûlés, devraient servir à développer d'autant plus les forces vitales.

Or, dans la maladie qui nous occupe, ils deviennent des agents de troubles et de lésions. Il faut donc s'adresser à des agents qui, introduits dans le sang ou dans l'économie, puissent procurer la quantité d'oxigène dont elle a besoin pour ses transformations protéiques, c'est à dire pour transformer l'acide urique en urée, de façon à ce qu'elle puisse être éliminée par les urines ; et certaines matières organisées excédantes, urée ou corps gras en acide carbonique, de façon à ce qu'elles soient ou exhalées par les voies respiratoires, ou éliminées de l'organisme par d'autres voies, ou utilisées, par le fait de la combustion de leur carbone, au profit de l'élévation de la température humaine et de la production de force vitale ; car aujourd'hui, tout le monde sait que chaleur et force sont la même chose : qui produit l'une, produit l'autre.

S'il nous fallait suivre complètement le travail de transformation jusque dans ses détails, nous vous dirions comment ces produits azotés et carbonés disparaissent, transformés qu'ils sont : le carbone, ainsi que nous l'avons dit, en acide carbonique, l'azote en produits ammoniacaux, lesquels, solubles pour la plupart, viennent former les sueurs et les urines. Mais ces détails techniques dépassent les limites que nous nous sommes tracées, et nous poursuivons. Nous indiquerons donc à quels moyens thérapeutiques il faut s'adresser pour déterminer et compléter les combustions de l'organisme.

La question thérapeutique est simplifiée et se réduit à savoir : quel sera le meilleur mode d'oxyder le sang ? Et pour cela, quel agent oxydant nous introduirons dans l'économie et quel degré d'oxydation il faudra atteindre. Certainement, l'oxygène, sous sa forme la plus commune, dans l'air ; ainsi que l'ozone, cet oxygène modifié, et doué de propriétés qui lui font avoir sur nos organes une action tout récemment étudiée, sont de merveilleux moyens d'améliorer le sang et les fonctions vitales, et ces moyens sont toujours à notre portée ; mais dans le cas qui nous occupe, ils ne suffisent pas.

De nombreux savants ont, de nos jours, essayé sur leurs malades, et souvent sur eux-mêmes, les effets thérapeutiques et physiologiques des inhalations d'oxygène par les voies respiratoires ; mais malgré quelques faits physiologiques, les résultats espérés et promis n'ont pas été atteints.

Pour pouvoir employer l'oxygène, c'est donc à un autre mode d'emploi qu'il faut s'adresser pour obtenir de cet agent des effets plus concluants ; c'est ce que la déduction scientifique, confirmée par de nombreuses expériences, nous a démontré.

Avant d'entrer dans le détail des procédés employés, disons quelques mots des raisons qui nous ont mis sur la voie des moyens d'oxydation auxquels nous donnons une préférence justement motivée.

Parmi les corps que la physique et la chimie nous indiquent comme décomposant les corps hydrogénés, et dès lors se montrant les plus avides d'hydrogène, nous trouvons le brôme, l'iode, le chlore ; ces métalloïdes, appelés congénères par la similitude de leurs propriétés, sont des moyens énergiques de décomposition pour tous les corps hydrogénés ; or, les corps et tissus organisés sont tous dans cette catégorie. Ces agents mettent en

liberté et produisent à l'état naissant une certaine quan-
.tité d'oxygène.

La propriété de ces métalloïdes, leur avidité pour
l'hydrogène est telle, que l'on est parvenu récemment à
obtenir un liquide brunâtre, qui n'était autre que du
bi-iodure d'hydrogène. (Le *Répertoire de Pharmacie*,
dans son numéro de mars 1868, fait mention de cette dé-
couverte intéressante.)

La portée physiologique de ces données est trop importante pour que, sans fouiller trop avant dans les faits
physiologiques, et sans vouloir donner trop de portée
aux faits si curieux de l'oxygénation du sang, nous
omettions de rappeler l'observation de M. le professeur
Vulpain, qui a obtenu tous les phénomènes de la vie
réelle sur une tête de décapité, par l'infusion de sang
oxygéné dans les vaisseaux béants du cou.

L'efficacité de l'oxygénation étant scientifiquement
admise, par quel moyen pratique l'appliquerons-nous?

Fidèles à notre méthode habituelle, procédons par
voie d'élimination, et demandons d'abord aux moyens
connus et expérimentés ce qu'ils peuvent produire.
Nous arriverons par là à démontrer l'incontestable supériorité des agents, dont l'efficacité prouvée a dépassé
les espérances que nous avions conçues dès nos premières expérimentations.

Si l'emploi de l'oxygène, en nature par inhalation,
offre des inconvénients, dont un des moindres consiste
à être cause d'irritations et de suffocations intenses,

surtout chez les personnes très nerveuses, même bien portantes, et à tel point que son usage doive souvent être supprimé, dès les premières inhalations ; il est facile de concevoir qu'il est presque impossible de l'employer chez les malades, déjà débilités, et pour lesquels l'air lui-même, s'il est trop vif, est une cause de malaises et de suffocations.

Dès lors, à défaut d'oxigène pur, nous aurons à étudier l'action sur l'économie des moyens d'oxygénation indirects que la science met à notre disposition, et principalement de l'arseuic.

De nombreux exemples attestent que parfois il produit une exagération telle des combustions protéiques, que l'on voit immédiatement après son emploi l'urée augmenter du double dans les urines, et qu'un pareil accroissement proportionnel s'opère dans les sels, sulfates et phosphates contenus dans ce liquide.

Admettons que, grâce à ce moyen énergique, certaines altérations, l'albuminurie, par exemple, puissent, ainsi que les faits l'ont démontré, marcher rapidement vers la guérison ; mais dans la plupart des cas, où il faut un travail réparateur plus lent, et en particulier, dans celui qui nous occupe, le but est dépassé : l'arsenic ne tient pas *ses promesses.*

Il faut, pour qu'il soit supporté, des conditions particulières de force ; il ne faut pas les conditions fâcheuses de marasme et d'asthénie qui frappent la plupart des goutteux.

Pour pouvoir supporter avec fruit ce traitement, il faut avoir une dose de résistance vitale et être dans des conditions climatériques voulues ; c'est même à la réunion de ces circonstances, que l'on doit attribuer les quelques cas d'amélioration constatés dans certains établissements thermaux.

Du reste, il ressort de l'étude physiologique de ces faits, une remarque importante au point de vue de la thérapeutique générale : c'est *que l'indication d'un remède s'appuie sur le fait d'une action physiologique précise : il doit être l'antagoniste de l'altération morbide.*

Or, cette indication est incomplète et le remède peut avorter, si le malade se trouve dans des conditions matérielles qui contrarient l'action physiologique du *médicament.*

Or, c'est à l'appréciation de *cette loi physiologique,* que nous-mêmes devons d'avoir donné la préférence à des comburants moins excessifs que l'arsenic ; or, les résultats ont confirmé et au-delà, nos déductions scientifiques.

En effet, le brôme, ce congénère du chlore et de l'iode, est un corps déshydrogénant ; introduit dans l'économie, il produit et met à nu de l'oxygène à l'état naissant, lequel, mis en rapport avec les liquides de l'économie, et surtout avec le sang, par une combustion protéique qu'il facilite, reconstitue dans des conditions normales ce liquide réparateur, *cette chair coulante :* le sang.

Quand il est administré à l'intérieur à dose convenable et par des mains expérimentées, cet agent protéique agit sur les corps hydrogénés qui constituent la plupart des tissus organisés ; il les transforme directement ou indirectement par l'oxygène qu'il développe, à l'état naissant, soit en combustible, en utilisant le carbone, soit en produits d'excrétion, en transformant l'azote des tissus organisés en produits ammoniacaux, ceux-ci étant pour la plupart facilement solubles.

La formule chimique des principaux de ces corps, indiquera mieux que des longues explications, aux personnes qui ont quelques notions de cette science, la raison de ces transformations.

$$\text{Acide urique,} \quad = C^{10}H^4Az^4O^6$$
$$\text{Urée,} \quad = C^2H^4Az^2O^2$$

Si les tissus organisés se transforment, pour la plupart, sous l'influence de ces agents, administrés à l'intérieur ou extérieurement, nous observons qu'une certaine catégorie de corps réputés pour être moins susceptibles d'être influencés par les agents ou les médicaments introduits dans l'économie, par exemple, les concrétions crétacées et certaines productions d'apparence solide et osseuse n'échappent point à leur action.

Nous savons que ces produits morbides contiennent de l'urate de chaux, de l'urate de soude, des parties grasses en excès ; dès lors, nos agents s'allieront à l'hydrogène, dont ils sont si avides, et au moyen de leurs bases, saponifieront les parties grasses inutiles; de façon à faire résorber par les vaisseaux absorbants ces productions morbides épanchées et immobilisées dans des tissus sains. Une fois entraînées dans le torrent circulatoire, elles seront éliminées par les sueurs et par les urines.

Dans l'étude de ces transformations protéiques, nous ne serons pas seulement préoccupés du rôle important de ces agents (brôme et iode), nous mentionnerons pour mémoire l'utilité des bases potassiques, qu'ils apportent dans l'économie, à son grand profit. Car, introduites dans l'estomac en petites quantités, le rôle que ces bases sont appelées à remplir est important : non-seulement leur insuffisance habituelle est une cause grave de trouble par l'influence fâcheuse que l'excès de la soude produit en favorisant la production des urates de soude, mais encore tout le monde sait, avec quelle énergie la potasse se combine avec les corps gras pour les saponifier sous une forme presque liquide : ces produits savonneux sont alors plus facilement entraînés par le sang dans les tissus, soit afin d'y être utilisés, soit afin d'y être éliminés par les excrétions et les sécrétions.

De la connaissance de ces faits, il ressort des indications précises : l'utilité d'une certaine dose de potasse et l'inconvénient d'un excès de soude; dès lors, il faut fournir à l'économie une certaine quantité de potasse et introduire par l'alimentation ou comme médicaments des substances qui contiennent des sels potassiques, et il faut éviter l'emploi exagéré du chlorure de sodium.

Mais des détails plus étendus, concernant les substances les plus convenables à employer pour l'alimentation, seront mieux à leur place dans le chapitre traitant de l'hygiène propre aux goutteux.

Notre intention, dans les pages qui précèdent, n'ayant été que de démontrer scientifiquement les faits physiologiques que les substances avides d'hydrogène produisent sur les liquides de l'économie ; une fois admise l'utilité des moyens infaillibles que la science et l'observation nous imposent, il resterait encore à indiquer sous quelle forme et à quelles doses ces médicaments doivent être employés.

Les idiosyncrasies et les conditions différentes d'âge et de tempéraments, sont différentes et exigent des modifications que l'expérience seule d'un médecin observateur et savant peut discerner.

C'est donc à l'expérience et au savoir du praticien, guidé lui-même par l'étude approfondie du malade, que seront subordonnés les changements qu'il faudra apporter à l'administration du brôme et de l'iode, son congénère, et son coopérateur dans cette œuvre de réparation.

Soit qu'il faille insister sur l'emploi à l'intérieur de ces métalloïdes, ou bien sur leur emploi extérieur, les mêmes raisons physiologiques qui ont motivé l'emploi de ces corps à l'intérieur, pour leur introduction dans le sang, exigent et justifient leur application extérieure,

Leur action est identiquement la même partout. En déshydrogénant les liquides qui obstruent les vaisseaux superficiels et le tissu cellulaire sous-dermique, ils produisent de l'oxigène à l'état naissant, qui aide à la transformation organique et à la production des gaz et des liquides destinés à l'excrétion et à la sécrétion

Ils transforment dès lors sur place certains tissus anormaux, d'une façon tellement complète que l'étude de ces faits sera pour nous l'objet de travaux étendus spéciaux.

Les combinaisons convenables pour l'emploi épidermique de ces substances ne doivent pas être identiquement les mêmes que lorsqu'on les administre en solutions, destinées à être absorbées par les voies digestives.

Mais, on le comprendra facilement, si je conseille une forme différente, et si, aux préparations liquides, je préfère la forme solide et pulvérulente, c'est que pour les applications extérieures, j'y suis conduit par les exigences spéciales, dictées par des conditions physiologiques.

A propos de la goutte aiguë, j'ai expliqué et démontré clairement l'incontestable supériorité des préparations pulvérulentes, appliquées d'une certaine façon, au moyen de certains tissus de soie ou de coton fabriqués spécialement, et bien supérieurs aux ouates ordinaires, que livre le commerce. Je n'ai donc pas besoin de revenir sur des faits longuement détaillés et justifiés.

Il me suffira de les compléter en indiquant rapidement les raisons qui me font considérer comme supé-

rieures à tous les autres moyens, les préparations pulvérulentes dans lesquelles j'administre à mes malades
les médicaments épidermiques.

Les inconvénients des cataplasmes, c'est à dire des
médicaments employés sous la forme humide, des liniments, c'est à dire des médicaments employés sous la
forme huileuse et alcoolique, sont trop évidents, pour
que je m'appesantisse davantage sur cette question ;
leur moindre tort est d'obstruer les pores, d'engorger
les vaisseaux absorbants et exhalants, enfin de ralentir
le mouvement vibratile moléculaire, et en diminuant
la force vitale, d'être un obstacle à la reconstruction
des tissus.

Tous ces inconvénients sont évités par les poudres.
En effet, sous cette forme, le médicament le plus actif,
associé et dilué dans une substance pulvérulente, amidon ou fécule, conserve toute son action, car il est par
son extrême division plus rapproché de la forme moléculaire, et par conséquent doué du maximum de ses propriétés.

De plus, l'extrème division de ces particules ténues,
qui baignent l'épiderme, permettent à l'air de circuler
librement, et évitent tous les accidents fâcheux d'as-
phyxie locale, etc., etc., que la privation de cet agent
vital peut déterminer.

Toutes ces raisons sont concluantes et ne permettent
plus de mettre la moindre hésitation à reconnaître la
supériorité des applications sèches pulvérulentes dans

la plupart des maladies générales et locales ; car presque toujours il faut agir par la peau en même temps que l'on agit par l'intus susception des voies internes. Comme les poumons, la peau respire, aspire, exhale, et sur une surface aussi étendue, il n'y a pas de petits moyens d'action : tous ont un retentissement considérable sur l'économie entière.

Quant aux détails de fabrication des médicaments, la portée de cet écrit ne me permet pas de les énumérer. C'est l'affaire des ouvrages techniques traitant de la matière, et concerne le pharmacien. Du reste, dans un appendice à mon travail, j'indiquerai les formules thérapeutiques les plus convenables et les plus avantageuses.

Si les détails secondaires traitant de la fabrication matérielle des produits qui nous occupent, doivent être négligés pour le moment, les faits concernant leur mode d'action physiologique, ne doivent pas nous être indifférents. Parmi ceux-ci, il sera intéressant de noter ce qui se passe quelques heures après leur application extérieure.

Le malade, quelques instants après l'application sur la peau des tissus recouverts de la poudre médicamenteuse, sentira sur le champ une chaleur douce, indice d'un soulagement immédiat. Il éprouvera une sensation de bien-être qui accompagnera un fi émissement vibratile spécial, ou mieux un léger chatouillement, précurseur d'une recrudescence des phénomènes vitaux.

Car il ne faut pas l'oublier, et nous l'avons signalé plus haut, dans le paragraphe traitant des symptômes de la maladie, un des caractères les plus tranchés des engorgements, c'est de faire éprouver au malade une sensation de pesanteur et de refroidissement, qui ne peut et ne doit être attribué qu'au ralentissement de la circulation et du fonctionnement des organes.

Or, cette sensation morbide cessant pour faire place à une calorification, nouvel indice du retour des fonctions vitales.

La manifestation physiologique est précise et facilement explicable, et des faits nombreux, qui viennent corroborer cette opinion scientifique, ne permettent point de douter un instant de l'importance de cette renaissance des phénomènes vitaux, au point de vue de la réparation des tissus morbides ; quand même leur altération serait de date très ancienne.

Complétée par le traitement extérieur, l'action exercée sur l'économie par les médicaments absorbés dans l'estomac, la modifie et la transforme complètement. Sous l'influence d'un traitement rationnel régulièrement exécuté, il ne faut point attendre longtemps avant de voir renaître les fonctions temporairement ralenties ou suspendues. Toutes les glandes en général, les glandes salivaires en particulier, sécréteront abondamment ; les muqueuses en général, et la muqueuse pituitaire en particulier, évacueront en abondance de la sérosité. En un mot, toutes les fonctions, surtout excrétoires et sécrétoires, reprendront leur activité primitive, les urines elles-mêmes augmenteront de quantité.

L'ensemble des fonctions régularisées et douées d'une énergie nouvelle, permettront dès lors à l'économie de renouveler par des éléments sains et doués d'une nouvelle vitalité, les tissus divers qu'un état morbide prolongé avait affectés profondément.

Et dès lors, l'équilibre général du corps humain se trouve rétabli, par l'obtention du double résultat que nous avons indiqué plus haut :

Le sang reconstitué et régénéré.

1° En y introduisant les matériaux qui lui manquaient, ou en transformant certains de ses éléments ;

2° Et en facilitant l'accomplissement de l'évolution vitale, par le développement normal des fonctions excrétoires et sécrétoires de l'économie, ralenties ou suspendues par la maladie.

# CHAPITRE IV

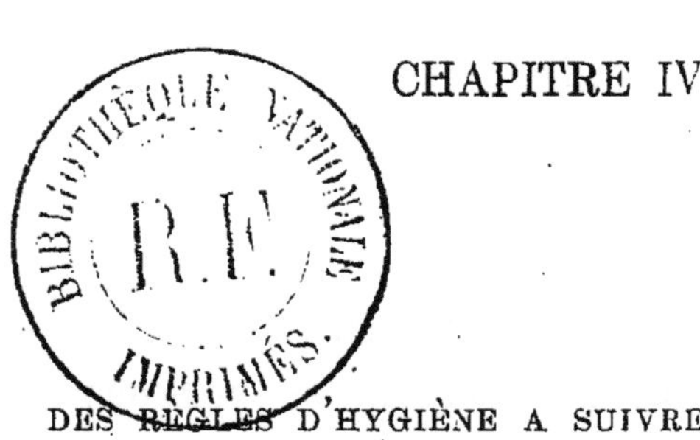


DES RÈGLES D'HYGIÈNE A SUIVRE POUR PRÉVENIR

ET GUÉRIR LA GOUTTE.


Division de cette quatrième partie en trois paragraphes :

1° Hygiène extérieure ou de l'air, des vêtements, etc. ;

2° Hygiène intérieure et des aliments, etc. ;

3° Hygiène morale ou des passions.

Le physique, c'est l'homme.

L'orateur à la tribune, l'officier à la tête de ses soldats,

le négociant à ses affaires, si vous les voyez le corps
dispos, l'œil vif, l'allure vaillante, le geste animé, c'est
à l'épanouissement de la santé du corps et de l'esprit
qu'ils le doivent, à l'équilibre et à la bonne harmonie
des fonctions vitales.

Les personnes sobres et faisant une dépense régu-
lière de force et de souplesse, sont exemptes de toute
infirmité et de maladie, et chez eux la bonté d'âme est
à l'unisson du bien-être physique.

L'homme inquiet et souffrant devient égoïste et peu
sympathique aux autres.

L'équilibre du corps est ou devrait être la santé, l'état
normal chez l'homme.

C'est par ignorance ou mauvaise volonté qu'il n'obéit
pas aux règles que l'hygiène lui indique. Tâchons de
les lui indiquer et de le persuader. Et en nous occupant
spécialement de la goutte, développons logiquement les
règles que nous avons fait entrevoir sous un coup-d'œil
général.

D'abord, de l'hygiène extérieure :

L'air, on le sait, est le milieu dans lequel nous devons vivre et dans lequel nous devons puiser le principal élément nécessaire à la vie : l'oxigène. Mais s'il est
le principal agent de la vie, l'air est aussi le véhicule
d'une foule de germes de maladies et de morts. De nombreuses expériences et analyses d'air ont été faites dans
ces derniers temps : la quantité de mètres cubes d'air
qui sont dépouillés de leur oxygène par la respiration

est fixée à environ 6 mètres cubes par homme et par heure ; si l'individu bien portant, et à plus forte raison malade, n'a pas dans l'appartement qu'il occupe une quantité d'air suffisante pour satisfaire aux lois de la vie, le sang ne sera pas revivifié convenablement, et l'équilibre sera altéré. A plus forte raison s'il se trouve dans un local restreint occupé par un grand nombre d'individus, tel qu'un théâtre : non seulement l'oxygène sera en quantité très insuffisante, mais encore chacun des assistants sera exposé à des phénomènes d'empoisonnements miasmatiques par le fait des émanations délétères provenant de toutes les particules animales qui remplissent l'air bien qu'elles échappent à la vue : encore n'est-il pas exactement vrai de dire qu'elles échappent à la vue, puisqu'un rayon de soleil révèle immédiatement des myriades de corpuscules flottant dans un espace qui paraissait vide quelques instants auparavant.

L'analyse chimique, du reste, a pu apprécier exactement et a recueilli par centaines de grammes les résidus extraits de l'air respiré par les spectateurs dans diverses salles de spectacle.

Est-ce à dire que pour prévenir la goutte ou la guérir, les malades doivent habiter un désert ?

Telle n'est pas ma pensée. Je veux dire seulement qu'ils doivent se soumettre à des conditions d'aération convenable et faire chaque jour en plein air un exercice d'au moins trois ou quatre heures, non seulement pour être à même d'absorber une quantité d'oxygène suffisante, mais encore pour aider par l'exercice le jeu des muscles, et activer par tous les moyens possibles les sécrétions, qui sont un des éléments indispensables de l'équilibre général.

Si l'exercice est nécessaire à l'activité des sécrétions, c'est aussi un des moyens les plus énergiques pour activer la combustion humaine ou la respiration.

Il résulte des expériences du général Morin à l'Institut, que nous consommons par heure à peu près autant de mètres cubes d'air qu'un bec de gaz, 5 à 6 mètres cubes par heure environ, et que pendant ce laps de temps notre foyer pulmonaire élève d'un degré 30 mètres cubes d'air.

De là, la conclusion est forcée : c'est le sang artériel seul, c'est le sang oxygéné qui est le seul agent de chaleur, de force et de vie.

Les expériences récentes de Claude Bernard complètent ces données physiologiques, en leur donnant une portée inattendue. Grâce à ses expériences de décapitation sur les animaux, il a démontré que si la vie cesse avec la séparation de la tête du corps, d'autre part, une infusion de sang artériel ou oxygéné faite dans les artères de la tête décapitée, fait renaître la chaleur et la sensibilité. L'œil s'anime, et un marteau agité devant les yeux du patient fait cligner les paupières et détourner son regard.

Or, pareil résultat ne s'obtient même point par l'électricité. Les décharges électriques ne déterminent que des contractures organiques ; les effets de vie simulée et de mobilité de traits obtenus par ce dernier moyen ne prouvent rien en faveur de l'existence ; tandis que tout s'explique et devient évident par l'infusion de sang artériel ou oxygéné dans les vaisseaux.

Aucune preuve plus forte n'existe en faveur de la nécessité d'un air pur et vivifiant pour le développement et la persistance de la vie. Voyons comment les habitudes extérieures pourront y aider.

Il faut que les diverses conditions de logement, de vêtements, concourent au même but hygiénique.

Etant admise, l'urgente nécessité d'une habitation aérée, saine et confortable, on comprendra facilement que les vêtements doivent être choisis d'après certains principes : Ils devront être chauds et souples sans surcharger le corps. Des tissus trop denses ou des vêtements d'une légèreté qui ne serait pas une sauvegarde suffisante contre les variations brusques de la température doivent être également rejetés. Il faut, selon la saison, revêtir des habits appropriés à l'époque de l'année dans laquelle on se trouve, etc., etc. Mais on doit de préférence les choisir de laine ou de coton, car ces substances possèdent les conditions voulues de chaleur et de perméabilité

Il est évident que dans le cas de maladie, dans une crise de goutte récente ou même ancienne, le malade ne devra point se borner à observer les règles générales d'hygiène que je viens d'exposer ; mais bien porter sur la peau directement les tissus que j'ai si minutieusement recommandés dans le chapitre précédent ; car ils peuvent seuls permettre l'application constante et efficace des médicaments nécessaires au traitement de cette maladie.

*De l'hygiène intérieure.*

L'estomac et les intestins, qui sont le principal mode d'introduction dans l'économie : d'une part, des aliments nécessaires à l'entretien de la machine humaine, et d'autre part, le meilleur moyen pour faire absorber au corps humain les médicaments destinés à le modifier, selon les circonstances : seront l'objet de notre étude toute particulière, tant sous le rapport de leur fonctionnement physiologique que sous celui des substances, dont nous conseillerons l'usage, soit pour l'alimentation soit pour la médication.

Par exemple, l'absorption par les voies respiratoires des agents divers, a été étudiée dans le paragraphe précédent. En effet, des corps gazeux peuvent être seuls employés, tel que l'oxygène. Non seulement ce n'est pas chose facile, mais encore les essais ont fait reconnaître à ces inhalations de nombreux inconvénients.

Evidemment, nous considérerons comme secondaires les divers autres modes d'introduction dans l'économie des substances, soit solides, soit liquides, soit gazeuses.

Les cavités ou muqueuses pituitaire ou intestinale

offrent, elles aussi, des inconvénients que des essais spéciaux ont démontrés.

C'est donc de l'estomac et des intestins que nous nous occuperons surtout.

Et comme il est logique que la question d'alimentation prime la question de médication, nous étudierons la première avec soin.

Avant de spécifier à quelle série d'aliments doit s'adresser l'homme soucieux de sa santé, et en particulier le goutteux, permettez-moi quelques mots relatifs aux fonctions de la nutrition.

Celle-ci a un double but ; d'une part, elle doit favoriser le fonctionnement des organes et développer les forces ; de l'autre, elle doit réparer et compléter les vides faits par les sécrétions et les excrétions. En un mot, il faut des aliments qui réparent l'usure de notre corps, et qui lui rendent ce qu'il a perdu, et d'autres qui suffisent à sa consommation, à son accroissement.

J'ajouterai une troisième catégorie : il en faut d'autres qui apportent à l'économie des substances spéciales qui puissent modifier physiologiquement l'organisme dans certains cas de maladie. Ceux-ci sont appelés *médicaments*, parfois, si vous le voulez bien.

Pour plus de clarté, j'ai divisé l'alimentation en trois classes :

Ceux qui accroissent le corps et le réchauffent ;

Aliments qui réparent et remplacent l'usure ;

Aliments qui modifient, ou aliments thérapeutiques.

Etudions-les dans cet ordre, qui me semble logique.

Les aliments qui emmagasinent dans l'économie du combustible, le demandent surtout aux fécules, aux huiles, aux gommes, aux graines, toutes substances excessivement carburées, et par suite génératrices de la force vitale.

Les viandes et les autres substances azotées et phosphatées, fourniront plutôt des éléments à la reconstitution de certains organes, tissus osseux, nerveux ou autres; c'est surtout dans cette deuxième classe d'aliments que nous trouverons ceux qui, par leur surabondance ou leur excès, pourront amener des troubles dans l'économie et dans les fonctions, inconvénients qu'elles partageront avec les boissons fermentées, alcool, vin, cidre, bière, etc., dont l'excès est si nuisible.

Enfin, les aliments thérapeutiques seront ceux qui introduiront dans l'économie certains agents modificateurs utiles, comme, par exemple, à propos de la goutte, seront les substances végétales, qui introduisent une certaine dose de potasse dans l'économie.

Sans entrer dans de trop longs détails à ce sujet, observons que les principes d'alimentation varient suivant les saisons.

Quand le printemps vient, la température s'élève; il faut diminuer la dose des aliments calorifiques.

L'hiver, au contraire, il faut l'augmenter, et réciproquement.

Quant au choix à faire des aliments, il est bien plus important qu'on ne le supposerait au premier abord.

Sans qu'il soit nécessaire de recommencer les études chimiques faites au début de notre travail, nous rappellerons que pour ces raisons : les goutteux surtout doivent faire un choix scrupuleux et raisonné des substances qui doivent être les bases de leur alimentation.

Nous ne voulons certes pas les obliger à suivre un régime d'anachorète (pourtant, ils seraient alors certains de ne jamais avoir la goutte), mais ce serait imposer un trop grand sacrifice à la nature humaine.

Cependant, n'a-t-on pas dit et répété qu'un moyen infaillible de guérir la goutte était de vivre avec le pain gagné par son travail manuel ?

Quoi qu'il en soit, nous devons surtout apprendre à ces intéressants malades, comment et pourquoi ils doivent choisir de préférence leurs aliments, et surtout dans quelle catégorie sont placés ceux-là même qui introduiraient dans le corps les éléments morbides dont l'urate de soude en excès et les tophus sont les manifestations.

Or, ils doivent éviter avec soin les substances très azotées, telles que les viandes. Celles-ci produisent surabondamment l'urée et l'acide urique ; les boissons alcooliques et fermentées facilitent et aident beaucoup la production de ces produits morbides, et doivent également être mis de côté.

Les goutteux et ceux qui sont prédisposés à cette

maladie, doivent choisir de préférence une nourriture végétale et lactée.

Or, parmi les végétaux qu'ils doivent choisir de préférence seront ceux qui contiennent peu ou point de soude. Parmi ces derniers surtout, sont le blé, les pommes de terre, les haricots, les panais.

A ces substances alimentaires dépourvues de soude, réunissons quelques végétaux qui en sont également dépourvus, et dont l'emploi devra leur être conseillé : tels sont les varechs, les fucus, les ricins.

Enfin, les nicotianes en contenant fort peu, le tabac, en quantité modérée, ne devra pas être proscrit.

Du reste, en outre de ces prescriptions toutes spéciales, il faut savoir qu'en général, les végétaux contiennent beaucoup plus de potasse que les aliments provenant des autres règnes de la nature.

Dès lors, en général, ils devront faire la base de l'alimentation des personnes prédisposées à la goutte.

Celles-ci doivent chercher, pour cause de santé, à remplacer l'élément soude, qui est une cause de maladie, par l'élément potasse, qui est des plus utile au rétablissement de leur santé.

C'est chose élémentaire.

Il devrait être inutile d'ajouter que les aliments très épicés doivent leur être défendus, non seulement parce qu'ils contiennent beaucoup de sel, et dès lors une forte proportion de soude, mais encore parce que ces condiments excitent l'appétit, et font absorber une grande quantité d'aliments, chose qui est toujours nuisible, surtout aux goutteux.

On doit également défendre aux goutteux l'usage des boissons fermentées, et surtout du cidre, de la bière et du vin.

Les boissons alcooliques, on le sait, abaissent la température animale, dépriment les forces et congestionnent les organes cérébraux. Ils produisent alors des accidents très fâcheux chez tout le monde et plus encore chez les goutteux. Leur usage doit être très restreint, et l'excès doit en être formellement proscrit.

*Hygiène morale ou des passions.*

Quels conseils donner, qui n'aient pas été prescrits par les traités d'hygiène ?

Les causes les plus fréquentes de troubles physiques, sont les bouleversements moraux, qu'ils soient volontaires ou involontaires ; ou le résultat de notre manque d'énergie pour résister à nos passions ou à nos vices.

Toujours est-il que ces causes jouent un très grand rôle dans le développement de la goutte, et que, par suite, il faut les éviter.

Si, malheureusement, dans la société telle qu'elle est organisée, et telle qu'elle le sera probablement longtemps encore, il y a beaucoup d'individus malheureux, tant de pères de famille bouleversés dans leurs espérances, dans leurs affections, dans leur fortune, autant de causes fréquentes d'infirmités précoces ; enfin, si la fatalité veut que beaucoup de malheureux soient exposés à toutes les misères de la vie, sans pain, sans asile, sans vêtements : toujours est-il que le nombre est trop grand encore de ceux qui, volontairement, compromettent leur santé et leur vie par les excès de la table, des boissons et des plaisirs vénériens, trois choses nuisibles aux jeunes gens, et nécessairement fatales aux personnes âgées.

Si des établissements hospitaliers, où les lois de l'hygiène sont connues et appliquées, existent pour la plupart des indigents que la maladie ou la misère ont frappés,—car les gouvernements et les sociétés s'occupent avec une sollicitude toute particulière de l'amélioration des classes malheureuses, — ce sera surtout pour ceux qui sont placés dans une position aisée, et qui peuvent eux-mêmes améliorer leur position par une application suivie des règles de l'hygiène, que j'ai écrit quelques avis et donné quelques conseils dictés par ma longue expérience.

Parmi les conseils les plus utiles à suivre, il faut surtout ne pas négliger les avertissements ou les symptômes précurseurs de la goutte.

Quelque légères que soient les indispositions, quelque légères que soient les premières attaques de goutte, elles doivent être regardées par les malades comme des avertissements utiles leur conseillant de changer un genre de vie nuisible et qui les conduirait fatalement à des accidents fâcheux.

Il faudrait donc, ou modifier ses habitudes ou bien s'attendre à des récidives qui auront les plus tristes conséquences. Au contraire, avec des soins bien entendus, des précautions et l'usage des moyens que j'ai indiqués, le goutteux, même attaqué gravement, verra son mal diminuer graduellement. Des précautions faciles à prendre suffiront pour le préserver des attaques, et le conduiront vers une guérison complète. A plus forte raison les personnes qui, n'ayant jamais eu de crises, n'avaient que des appréhensions, seront-elles plus complètement rassurées. Car, grâce à quelques soins, elles n'auront plus à redouter les suites fâcheuses d'un tempérament prédisposé à cette maladie.

Dans le volume suivant, nous nous occuperons du rhumatisme goutteux, du rhumatisme articulaire et des rapports de ces dernières maladies avec la goutte, ainsi que des dégénérescences de tissus que ces maladies peuvent occasionner.

# TABLE.




Lille. Imp. Mme Bayart.

# OUVRAGES DU MÊME AUTEUR :

1° 1860. — Quelques observations sur des malades guéris par l'électrisation.

———

## Sous presse :

2° Du Rhumatisme aigu et chronique.

3° De l'Arthrite rhumatoïde ou Rhumatisme goutteux.

4° Des Dégénérescences des articulations et des Tumeurs blanches

5° Des Engorgements lymphatiques et scrofuleux.

6° Des Tumeurs en général. — Du Cancer et de sa guérison sans opération.

7° De l'action électrique sur les fluides et les liquides de l'économie.